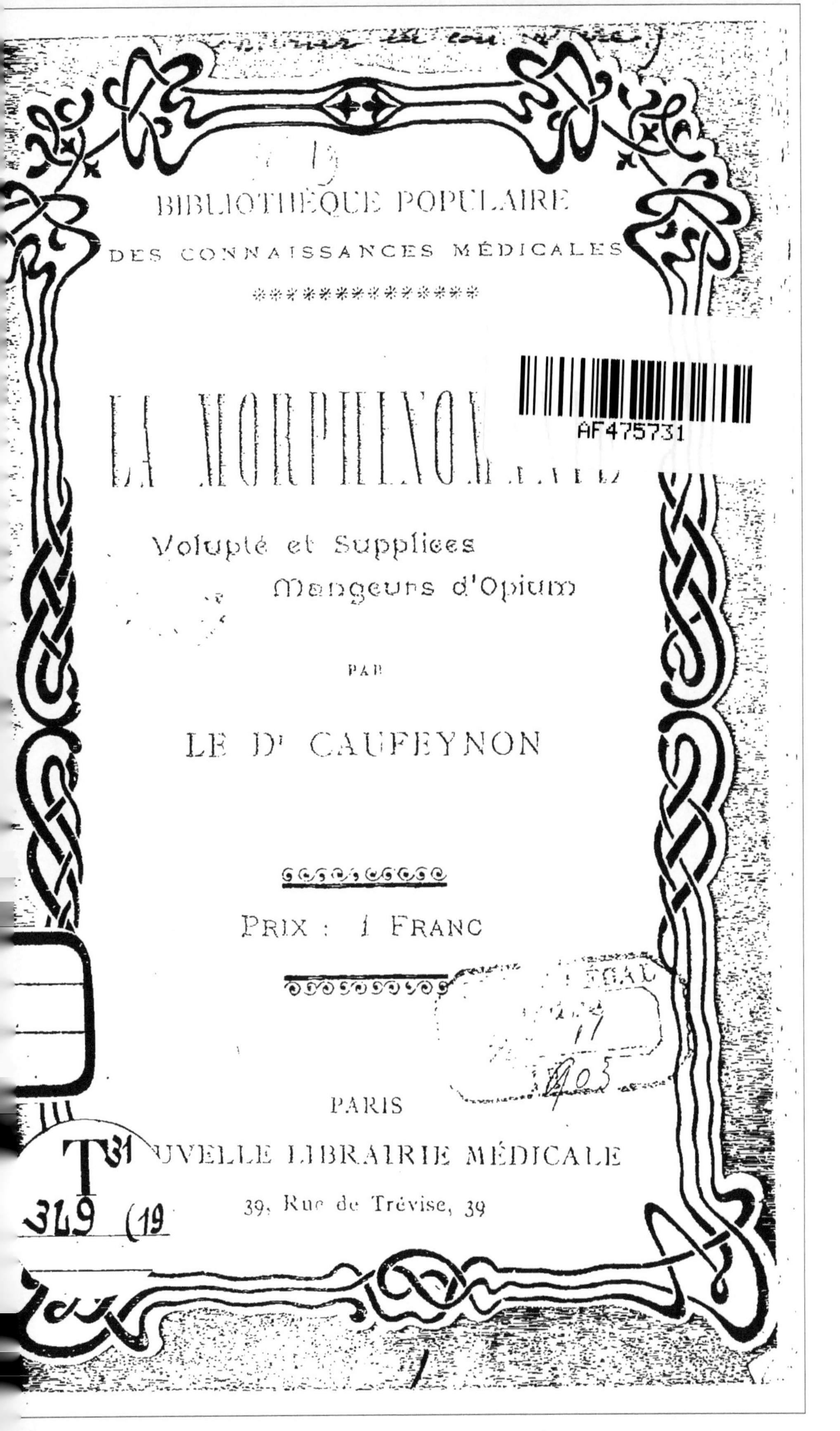

BIBLIOTHÈQUE POPULAIRE

DES CONNAISSANCES MÉDICALES

LA MORPHINOMANIE

Volupté et Supplices

Mangeurs d'Opium

PAR

LE Dr CAUFEYNON

PRIX : 1 FRANC

PARIS

NOUVELLE LIBRAIRIE MÉDICALE

39, Rue de Trévise, 39

Les Morphinomanes

DOCTEUR CAUFEYNON

Les Morphinomanes

ET

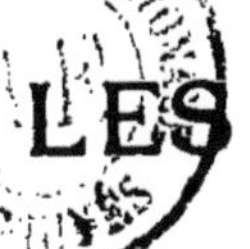

LES FUMEURS D'OPIUM

LES CAUSES ET LES EFFETS DE LA MORPHINOMANIE

SUPPLICES ET VOLUPTÉS

OPIOPHAGES ET FUMEURS D'OPIUM

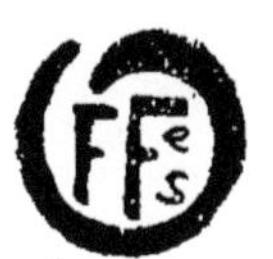

PARIS

CHARLES OFFENSTADT, ÉDITEUR

39, RUE DE TRÉVISE, 39

I

LA MORPHINE
ET LES MORPHINOMANES

I

LA MORPHINE
ET LES MORPHINOMANES

De tous les modes d'administration de la morphine (1), un des plus répandus aujourd'hui est l'injection sous-cutanée.

C'est par cette pratique que le médecin soulage ses malades et que le morphinomane s'intoxique lui-même.

La morphine est le plus merveilleux des médicaments par ses effets physiologiques, et le plus dangereux des poisons par ses effets toxiques.

(1) La morphine est retirée de l'opium, c'est un de ses principaux alcaloïdes.

Ce fut le docteur Behier qui, en 1859, innova cette nouvelle méthode de traitement par les injections hypodermiques.

La morphine est indiquée dans toutes les maladies où la douleur est le symptôme dominant, qu'il s'agisse d'une névralgie, d'une colique hépatique ou néphrétique, dans les maladies du cœur, dans les accès d'asthme ; mais il faut aussi savoir que l'injection de ce médicament n'est ordinairement qu'un moyen palliatif ; dans la plupart des cas, elle ne concourt en rien à la guérison des causes qui ont donné naissance à la douleur qu'elle a pu calmer.

Grâce à la tolérance qu'engendre l'habitude de la morphine, cette substance, prise à doses régulières et progressives, produit un véritable empoisonnement lent qui est comparable à l'intoxication alcoolique. De même que l'alcoolique n'est jamais ivre, de même le morphinomane ne présente aucun des symptômes que l'on observe chez le *morphinisé* (sommeil, nausées, vomissements), et si l'*ivresse*, comme le morphinisme aigu, ne détermine que des accidents passagers différant selon les doses, la *morphinomanie* comme l'*alcoolisme* s'attaque à la constitution de l'individu et l'empoisonne lentement. Telle est la différence bien nette qui sépare le morphinisme de la morphinomanie, l'un est un empoisonnement aigu, l'autre est un empoisonnement lent que Levinstein a défini ainsi : « La passion qu'a un individu de se servir de morphine comme excitant, et l'état pathologique qui résulte de l'usage abusif de ce médicament. »

Les premières observations d'intoxication lente par l'opium et son dérivé, la morphine, furent publiées en Allemagne vers 1864. Depuis cette époque le nombre d'observations publiées a considérablement augmenté.

Le premier pas, c'est la première piqûre, le premier coupable, c'est le médecin.

Des coliques hépatiques ou néphrétiques, des névralgies, des douleurs aiguës quelconques obligent le médecin pressé, supplié, à pratiquer une première injection ; le calme revient et le malade bénit la bienfaisante piqûre et en redemande une seconde à la prochaine crise. Si encore le médecin se bornait à faire lui-même l'opération, il y aurait beaucoup de chance pour voir la fureur morphinomane s'arrêter dans son développement ; mais le plus souvent il fait une ordonnance où figure une solution de morphine, et afin de ne pas être dérangé pour la même chose il ajoute : « *à renouveler à volonté* », puis il la laisse entre les mains du malade avec la fameuse seringue.

Il y a aussi le pharmacien qui renouvelle l'ordonnance en y mettant la plus large complaisance, car il arrive fréquemment qu'il délivre le remède sur la simple demande du client. Il faut dire aussi que souvent beaucoup de ces ordonnances sont fausses, c'est que le morphinomane est devenu monomane enragé, il sait inventer mille ruses pour se procurer le poison ; chez lui les souffrances physiques ont disparu, et le repos, l'anéantissement délicieux du corps qui ne souffre plus lui a procuré une sensation si aiguë de bonheur, une sorte d'ivresse si voluptueuse qu'il la recherche, alors même qu'il ne peut plus invoquer la souffrance comme excuse ou prétexte à sa passion.

« Ce n'est plus des intoxiqués, dit le docteur Guimbail, c'est les ivrognes de la morphine qu'il faut dire à l'heure actuelle quand on parle de cette intéressante classe de névrosés. Ils ont goûté à la morphine, comme le collégien au cigare, comme l'étudiant à l'absinthe. Entraînés par l'exemple, subissant l'empire de la contagion, ils ont, comme notre premier père, mordu au fruit défendu et l'Eden où réside la santé leur a été à tout jamais fermé peut-être à partir de ce moment. Dans le demi-jour du boudoir où, au milieu de la tiède atmosphère du jardin d'hiver, la mondaine a fait des confidences à son amie, elle lui a murmuré discrètement, entre deux tasses de thé russe le plus aromatique, les inavouables délices qu'elle a ressenties et peu à peu, envahie par le désir despotique de les goûter, elle aussi, l'amie a vaincu ses propres résistances instinctives ; en un moment de faiblesse, elle s'est laissée faire. Si la première piqûre a déterminé le léger sentiment d'ivresse tant recherché, c'en est fait d'elle, elle recommencera, elle augmentera rapidement la dose. Elle est déjà l'esclave de sa passion naissante. »

Ce sont les dégoûts, les écœurements de toutes sortes qui mènent à la morphinomanie, le surmenage intellectuel et physique y est encore pour beaucoup. Après les médecins, les médecins de campagne surtout, ceux qui fournissent le plus grand nombre de morphinomanes, ce sont les viveurs qui cherchent à compléter dans ce vice la série des débauches auxquelles ils se livrent habituellement.

Chez la femme du monde fleurit la morphinomanie passionnelle : « La femme du monde, dit le docteur Rodet, est une des premières victimes de la morphine. Il faut qu'elle soit nuit et jour à ses occupations mondaines et rarement elle a une nuit complète pour se reposer. Le lendemain, il ne faut pas que la fatigue de la veille apparaisse, il faut avoir le teint frais, les yeux animés, l'esprit en éveil ; alors la morphine est là ! »

L'oubli des misères et des injustices du monde est recherché dans la morphine ainsi que la volupté ; certains écrivains restent stériles et frappés d'impuissance s'ils ne peuvent se morphiniser. Des savants en grand nombre et des littérateurs y trouvent le stimulant sans lequel ils ne produisent rien.

« Tous ceux qui ont observé des morphinomanes, dit le docteur Guimbail, ont pu voir des hommes et des femmes, soit dans la vie courante, soit dans une occasion plus ou moins solennelle, perdre tout à coup la verdeur intellectuelle nécessaire dans le commerce ordinaire de la vie. Peuvent-ils se faire une piqûre, la lucidité leur revient avec la mémoire et souvent l'esprit et la gaieté. Telle femme remplit un salon élégant de son charme et de sa gaieté, qui ne doit son entrain qu'à une piqûre de morphine qu'elle vient de pratiquer. »

« Chez la femme, dit le professeur Ball, la morphine détermine une semi-anesthésie voluptueuse qui la fait rêver des scènes plus délicieuses encore que la réalité ; c'est surtout dans les combinaisons galantes si fréquentes à Paris qu'on recherche la morphine pour l'ivresse qu'elle prête à des plaisirs factices. Il y a même à Paris des clubs de morphinomanes, les hommes y sont reçus, mais non recherchés, on peut se passer d'eux. C'est dans le secret de ces orgies féminines qu'on trouve l'explication de cette fureur à presque toutes les morphinomanes de faire du prosélytisme. »

Le morphinomane s'est ingénié à adapter à tous ses besoins la pratique de l'injection sous-cutanée. Il fallait qu'il ait en effet sous la main, à chaque instant, sa seringue et sa solution de morphine sans être distrait de ses occupations habituelles. On avait d'abord imaginé un petit étui métallique contenant la seringue, son aiguille et un flacon renfermant le précieux liquide ; mais il fallait pour l'usage adapter l'aiguille, remplir la seringue, c'est-à-dire se réfugier dans un endroit isolé quelconque. Alors on a fabriqué une seringue d'une capacité connue, on l'emplit de liquide et on la visse sur un étui métallique. Pour s'en servir on pousse un petit piston et avec un peu d'habitude on arrive très vite à savoir juste la quantité de liquide nécessaire. De cette façon, au théâtre, dans un dîner, dans un salon, il est aisé de se piquer le bras ou la jambe sans que personne s'en aperçoive.

Le docteur Pichon s'est attaché à noter

l'endroit où les morphinomanes se piquent le plus habituellement. D'après ses observations, 30 malades se piquent indistinctement aux cuisses et aux bras ; 11 exclusivement aux avant-bras ; 25 aux cuisses ; 7 à la poitrine ; 7 à l'abdomen ; 4 aux jambes ; 3 aux bras ; 2 aux lombes ; 2 aux seins ; 1 à la nuque ; 1 dans une veine.

Dans les hôpitaux on peut voir avec quelle adresse les malades devenus morphinomanes savent saisir le moment favorable pour se faire des piqûres clandestines, et que de ruses ils emploient pour dissimuler la diminution de la solution de morphine. Le plus souvent c'est le hasard seul qui fait découvrir leur funeste habitude. Trélat racontait avec quelle habileté une jeune hystérique morphinomane se faisait de 20 à 25 piqûres par jour et, « portant partout, dans une boîte spéciale, sa seringue toute chargée, à table, au milieu d'une nombreuse assistance, dans une loge de théâtre, elle trouvait le moyen de faire une injection devenue nécessaire ». — « Un de mes amis, interne des hôpitaux, dit M. Notta, racontait le fait suivant : Il s'aperçut un jour qu'une des malades de son service, atteinte d'une affection chronique, avait les jambes couvertes d'abcès. Il l'interrogea avec soin et put facilement se convaincre que ces abcès étaient dus à des piqûres de morphine. Il la confessa difficilement, et, comme il exigeait le corps de délit, elle ne lui remit que le corps de pompe d'une seringue Pravaz, ajoutant « que les aiguilles se trouvaient dans la « salle voisine ». Elle désigna la malade qui les avait et l'interne put aller, dans le service voisin, vérifier ses assertions. La cause en était assez bizarre ; l'une des deux malades allait voir tous les jours son amie morphinomane comme elle, et telle était grande leur confiance réciproque, que chacune d'elles gardait une des pièces nécessaires à leur injection quotidienne, elles voulaient être bien sûres de se faire toujours la même injection à la même heure et éviter, ainsi qu'elles le disaient, « que l'une ne trichât aux dépens de l'autre en modifiant le nombre et la qualité des injections. »

II

EFFETS DE LA MORPHINE

II

EFFETS DE LA MORPHINE

Les premières sensations que fait éprouver la morphine sont celles d'un bien-être général. Ecoutons ce que dit un médecin américain après guérison de ce vice.

« En proie à des névralgies résultant d'une affection cardiaque, je fis usage de la morphine en injections hypodermiques. Les jours succédèrent aux jours, les semaines aux semaines et je continuai ; pour la première fois, depuis douze ans, je pouvais savoir ce que c'était que de jouir d'un bonheur pur, sans mélange et sans souffrance.

Rien de triste, rien de désagréable ne venait choquer mon esprit et mes sens. Je comparais mon être à une harpe à mille cordes résonnant admirablement à l'unisson, sous les doigts du plus habile de tous les artistes, la déesse morphine. J'avais été empoigné par l'enchanteresse, la plus belle de la terre et dont la beauté était une véritable magie, car je ne la voyais pas, mais j'en sentais les charmes. »

Le morphinomane vous décrira le bien-être qui court avec le sang dans toutes ses veines, la douce et bienfaisante chaleur qui envahit tout son corps et l'emplit d'effluves enivrants. Chez lui l'avenir s'efface, les chagrins habituels de l'existence sont à peine ressentis, il n'y songe plus. Les soucis, les mille préoccupations de la vie passent inaperçus. La respiration devient plus active, l'appétit est surexcité. Les sens acquièrent une acuité exceptionnelle et inconnue jusque-là. Les fonctions génitales sont accrues, le morphinomane se sent de ce côté les plus merveilleuses aptitudes, contrastant, la plupart du temps, avec ses habitudes antérieures et sa faiblesse accoutumée.

Ce sentiment d'ivresse dure plus ou moins longtemps, généralement peu ; au bout d'un temps très court il cesse. Les sensations suraiguës des jouissances se sont usées rapidement, ayant trop produit en un court espace de temps, l'énergie nerveuse est vite tombée par suite de dépression réactionnelle.

C'est alors que s'impose l'esclavage de la morphine, aussi impérieux que celui de la soif, besoin sensitif, intellectuel et physique auquel le morphinomane ne peut plus résister.

« C'est pour retrouver ces sensations indicibles du début, dit le docteur Guimbail, que l'habitué de la morphine se livre à une véritable débauche de poison, qu'il emploie des raffinements inédits. Le manuel opératoire de la piqûre ne lui suffit plus, bientôt il se livre à des pratiques dangereuses, dans le but d'accumuler les effets de la morphine, de les renforcer et de décupler ainsi ses bienfaisantes propriétés. »

Ceux qui veulent faire des économies de morphine et éprouver en même temps des sensations plus vives et plus rapides introduisent l'aiguille dans une veine ; mais ils peuvent payer très cher la sensation qu'ils recherchent.

Le docteur Pichon raconte qu'une ouvrière, qui ne gagnait que quatre francs par jour, et qui en employait trois à acheter de la morphine, eut un jour ses aiguilles de seringue complètement usées. Elle préféra ne pas les renouveler pour ne pas diminuer sa provision quotidienne de morphine. L'argent se faisant de plus en plus rare, voici alors l'artifice qu'elle employa pour pouvoir utiliser les aiguilles usées de sa seringue, qui, épointées, ne pouvaient plus pénétrer sous la peau. A l'aide d'une grosse aiguille qu'elle s'enfonçait dans les tissus, elle se faisait à la peau un orifice suffisant pour introduire l'extrémité de son aiguille ébréchée. Par le même orifice, maintenu perméable pendant vingt-quatre heures, elle s'administrait vingt à trente injections en huit ou dix séries.

Quand il s'oblitérait, elle recommençait sur un autre point du corps. Par ce moyen elle était arrivée à se passer d'aiguilles, c'est-à-dire de frais inutiles. Seulement il en résultait sur divers points du corps une série d'abcès, dus à l'absence de tout antiseptique.

Les effets de la morphine se caractérisent par l'affaiblissement de plus en plus marqué des facultés intellectuelles : la mémoire est singulièrement altérée, le morphinomane oublie surtout le présent lorsqu'il se souvient encore de faits de son enfance, il oublie le nom des rues, des personnes, les détails concernant sa profession, ce qui l'oblige souvent à renoncer à ses occupations ; la volonté est fréquemment abolie, du moins par intermittence.

Le sens moral est très affaibli, si même il ne fait complètement défaut ; l'égoïsme est féroce, chez le morphinomane. Chez la femme on voit les sentiments de pudeur, de correction extérieure, absolument abolis, tout soin de propreté disparaît ; la politesse a disparu totalement chez les malades les mieux élevés. En même temps le caractère se modifie, l'individu est irascible, toujours mécontent de tout, quelquefois porté à des actes de colère inouïe, d'autres fois il est taciturne, le moindre bruit l'exaspère. Bourreau dans son intérieur, prenant en haine les personnes qui lui sont le plus attachées, il devient doux et humble dans ses rapports quotidiens avec le reste de l'humanité dont il éprouve comme une sorte de peur vague.

La plus grande inégalité règne dans ses sentiments, il reste froid en présence d'une circonstance grave et importante de la vie, en face de la mort d'une personne aimée et il s'émotionne jusqu'aux larmes à l'occasion d'un fait absolument insignifiant. Il est pris d'une aversion irraisonnée et d'une sympathie démesurée pour une même personne dans une même journée.

Les morphinomanes rusés à l'excès sont menteurs au-delà de toute expression, surtout lorsqu'il s'agit de leur vice ; si vous cherchez à faire avouer à l'un d'eux qu'il use de la morphine, il niera énergiquement et emploiera tous les artifices de langage pour vous persuader que jamais il n'a songé à se faire des piqûres. Si vous arrivez à lui démontrer que vous connaissez son vice, il cherchera quand même à vous prouver que vous êtes dans l'erreur.

Mais c'est surtout lorsqu'il éprouve de la difficulté à se procurer de la morphine que le morphinomane est menteur, il emploie alors les moyeus les plus ingénieux pour arriver à son but et le mensonge n'a, pour lui, rien qui l'effraye, pas plus, du reste, que tout autre moyen qui peut lui aider à obtenir ses drogues. Le morphinomane est un dissimulateur de première force.

Lorsque le degré d'intoxication est plus élevé, les morphinomanes prennent l'habitude de garder la position horizontale, soit sur une chaise longue soit au lit. Les femmes surtout adoptent de bonne heure la position allongée. Les rêveries agréables qui suivent la piqûre, dans le début du moins, sont favorisées par l'abandon que permet cette position. Aux rêvasseries du début, succède une période d'inquiétude constante avec recherche de l'ivresse sensorielle et enfin de l'anesthésie générale en attendant que la démence survienne.

Contrairement à ce que l'on pourrait croire, les morphinomanes ne dorment pas, quand ils peuvent gagner quelques heures de sommeil ils sont en proie aux cauchemars. Généralement ils prennent l'habitude de lire au lit et prolongent leur lecture jusqu'au matin, où ils sont alors brisés de fatigue. Pendant la journée ils sont somnolents et s'endorment dès qu'ils prennent un siège. Zambaco a vu un malade qui s'endormait partout où il se trouvait, même sur une chaise dure et peu commode, sans que sa tête fût appuyée, même au milieu d'une réunion, malgré la conversation et le bruit.

Les morphinomanes sont sujets à des hallucinations de la vue et de l'ouïe. Un malade prend pour des animaux les vignettes de ses rideaux, un autre voit des figures grimaçantes dans les images, dans les flammes du foyer ; ils voient les objets grandissant et prenant des proportions démesurées.

Un jeune homme, dit le docteur Guimbail, apercevait nuit et jour sur son lit des animaux de la grosseur d'un rat, mais pourvus d'ailes et grouillants.

Les cauchemars effrayants les conduisent invariablement dans des lieux pleins de crocodiles et de serpents, au milieu desquels ils tombent éperdus, ils se réveillent à ce moment le corps inondé de sueur.

Le malade voit des hommes armés, des spectres, des bandes de flammes, des figures grimaçantes qui lui prédisent toutes sortes de mésaventures.

« Il n'existe, dit un malade guéri de sa passion, pas d'image assez affreuse qui puisse peindre les tourments horribles de ces nuits. De minuit à neuf heures du matin, je n'arrivais pas à goûter même une heure de sommeil normal. J'avais tout le temps des rêves qui me paraissaient plus vivants que la réalité même. Je me voyais pénétrer dans de sombres caveaux et me promener pendant des heures sur des cadavres nus, forcé parfois de m'arrêter sur eux et de respirer leur odeur infecte. Puis je voyais briller dans l'obscurité des millions de flammes, couleur rouge sang, qui revêtaient les formes de figures humaines. Elles apparaissaient subitement et disparaissaient de même. »

Les malades ont encore des troubles de l'ouïe singuliers. Morgan dit en avoir observé une qui était désagréablement impressionnée par le tic-tac de la pendule qui lui semblait répéter ses pensées, elle entendait nettement par les deux oreilles ses moindres pensées sous forme de paroles par la pendule. D'autres fois la pendule répondait aux questions que se posait la malade. Ainsi une nuit, celle-ci pensait qu'elle demanderait la permission d'aller se faire soigner chez sa mère. La pendule répondit : « N'y va pas, tu mourras de faim. »

Les morphinomanes sentent aussi des bêtes ramper sur leur visage et pénétrer dans les ouvertures naturelles, le nez, les oreilles, la bouche et même les parties génitales.

Une autre malade de Morgan avait la sensation du marbre froid, glacé, quand elle touchait une étoffe. Il lui semblait avoir des bracelets aux poignets, et si elle levait les bras en l'air, elle sentait ces bracelets glisser. Couchée, elle sentait ses jambes se soulever comme si elle marchait. Dans le sommeil, elle se figurait monter dans une cheminée étroite, sans pouvoir ressortir par le trou.

III

EFFETS DE LA MORPHINE SUR LES ORGANES GÉNITAUX

III

EFFETS DE LA MORPHINE SUR LES ORGANES GÉNITAUX

Tous les morphinomanes du sexe masculin s'accordent à dire que leurs facultés génitales sont altérées pendant l'absorption de la morphine. Tantôt l'excitation sexuelle fait défaut, tantôt c'est la sensation voluptueuse ; tantôt les érections sont trop faibles ou trop courtes, ou bien elles sont complètement absentes. On rencontre donc, chez ces malades, tous les degrés de la faiblesse dans les fonctions génitales, jusqu'à l'impuissance.

Le plus grand nombre cesse d'accomplir l'acte de la reproduction, ou bien parce qu'il n'y trouve aucun intérêt, ou parce qu'il en est incapable à cause d'érections nulles ou incomplètes. Les célibataires sont impuissants de meilleure heure que les hommes mariés, parce que, chez ces derniers, il faut tenir compte d'autres facteurs, qui poussent aux rapports sexuels et qui n'existent pas parmi les célibataires.

Il faut dire cependant que l'usage de la morphine produit au début, sur un grand nombre de malades, l'excitation du sens génital qu'il paralyse plus tard. Parmi les adeptes de la morphine, le plus grand nombre s'adonne volontairement à ce vice dans l'espoir d'y trouver des satisfactions génésiques plus vives et devant se renouveler pour ainsi dire à l'infini, mais le revers de la médaille ne tarde pas à apparaître ; avant même la fin du premier mois de pratique de morphinomanie, on constate une diminution dans le degré d'érection. La verge n'arrive pas à l'état complet de rigidité, c'est une érection de vieillard, mais qui toutefois permet à l'individu toutes les satisfactions qu'il désire, et cela autant de fois qu'il le désire. « Le morphinomane obéit au proverbe chinois, dit Ball : quand on dépense son argent, on n'en saurait trop prendre pour son argent, et le morphinomane a raison de se dépêcher d'en prendre, car il ne le pourra bientôt plus ; cet état qui dure indéfiniment sans être jamais complet autorise à dire qu'au lieu de l'orage physiologique qui se calme après l'averse, c'est une pluie fine qui tombe toute la journée. Ce qui caractérise l'homme dans cette circonstance, c'est qu'il ne conclut jamais. »

Chez la femme, l'action excitante de la morphine au début s'exerce plutôt par une sorte de délire chastement érotique, un état de rêverie idéalisée, que par des appétits de lubricité. Elle reçoit les louanges masculines au milieu d'une sorte d'extase béate ; aucun désir de possession ne lui vient à l'esprit ; et, même cette seule pensée lui semblerait une profanation.

A l'excitation du début, comme nous l'avons déjà dit, succède l'impuissance complète, puis l'homme cesse d'avoir des pollutions, son sperme ne contient même plus de spermatozoïdes et nous verrons plus loin ce qui se produit lorsque cesse l'action du poison.

« L'état d'impuissance, dit le docteur Rodet, crée chez ceux qui en sont atteints un état mental spécial, on voit des maris, se rendant compte de l'impossibilité où ils sont de remplir leurs devoirs conjugaux, arriver, à force de persuasion, à morphiniser leurs femmes, afin d'éteindre chez elles tout désir sexuel qu'ils seraient incapables de satisfaire. D'autres sont tellement affectés de leur déchéance génitale qu'ils songent au suicide, comme au seul moyen de trancher la question ; comme s'il n'était pas plus simple de se soumettre au traitement qui leur permettrait de recouvrer l'intégrité de leur individualité. »

Les femmes morphinomanes voient très rapidement s'arrêter leurs menstrues ; cet arrêt survient assez brusquement. La menstruation cesse par suite de l'absence d'ovulation, il y a donc stérilité. C'est bien la morphine qui produit cet état de choses, car la vie sexuelle reparaît aussitôt qu'on cesse l'usage du poison.

Il est aussi à remarquer que les femmes qui sont atteintes de flueurs blanches, voient ordinairement cette fâcheuse incommodité disparaître.

Les femmes adonnées à la morphine,

chez lesquelles la menstruation persiste, sont fertiles. Mais sous l'influence de la grossesse, mille douleurs surviennent et quelquefois de véritables désordres dans le jeu des organes. Alors, pour faire cesser cette situation pénible, la femme augmente la dose de morphine et dès lors l'avortement en est la conséquence.

Suivant le docteur Rodet, les femmes morphinomanes peuvent donner le jour à des enfants bien constitués et bien portants, mais souvent leur situation a été si compromise dans leur vie intra-utérine qu'ils présentent en naissant, soit des vices de conformation, soit d'autres états morbides. Lorsqu'un enfant vient à naître, on le voit au bout de quelques heures en proie à une agitation continuelle et poussant des cris perçants ; c'est l'indice d'un état de besoin développé chez lui par l'abstinence de morphine, à laquelle il est soumis depuis qu'il a quitté le sein de sa mère. Si l'on n'intervient pas en lui donnant de l'opium, on le voit généralement dépérir et mourir de collapsus au bout d'un temps plus ou moins long, variant de quelques heures à quelques jours.

Il est en effet démontré que l'enfant s'habitue à l'intoxication maternelle, un fait signalé par le professeur Charcot le démontre absolument : Une jeune dame russe, à laquelle il donnait ses soins, avait contracté l'habitude de la morphine depuis deux ans environ, quand elle devint enceinte. Elle n'a jamais dépassé la dose de 25 centigrammes par jour, et cependant sa santé générale périclitait, lorsque la gestation vint compliquer une situation fort grave.

Le docteur Charcot tenta la diminution de la morphine pour arriver à la suppression complète.

La malade, docile et résignée, accepta de

se laisser soigner, mais on dut bientôt renoncer à la diminution progressive, en face des accidents qui se manifestaient. Dès que la diminution atteignit certaines limites des coliques internes survinrent, le fœtus était animé de mouvements convulsifs, secoué de soubresauts fréquents et précipités, si bien que des craintes d'avortement étaient trop fondées.

L'allaitement par la mère est assez souvent difficile, car les morphinomanes ont rarement du lait, et quand elles en ont, la sécrétion est vite tarie.

Le docteur Carson a observé une mère morphinomane depuis huit ans qui donna le jour à deux jumeaux, à qui l'on dut donner de l'opium pour apaiser leurs cris et l'on continua à l'administrer tous les jours. A l'âge de deux mois l'un des jumeaux mourut, le deuxième est resté jusqu'à l'âge de 7 mois, époque à laquelle il prenait 60 centigrammes d'opium en 24 heures. On le déshabitua progressivement. Cet enfant est idiot.

Le docteur Smith a observé un diplomate fort intelligent, qui trouva moyen d'être morphinomane pendant trente-cinq ans, sans dépasser la dose de 30 centigrammes. Il eut quatre enfants, l'un est mort phtisique et imbécile, un autre est idiot, le troisième imbécile, puéril dans ses actes et dépravé, le quatrième (une fille) est dément.

L'influence du poison est ici bien caractérisée et ce qui démontre bien qu'elle est réelle, c'est que, lorsqu'on voit un morphinomane engendrer des êtres idiots et déments, si cet individu se guérit de sa passion, les enfants qu'il aura postérieurement seront absolument sains et indemnes des tares que présentent ceux venus pendant l'intoxication.

IV

ALTÉRATIONS EXTÉRIEURES

IV

ALTÉRATIONS EXTÉRIEURES

Le docteur Zambaco divise les morphinomanes en trois catégories : 1° ceux qui sont atteints d'affections chroniques, douleurs incurables, cancéreuses, et qui ne trouvent que dans la morphine un moyen de soulagement et de repos ; 2° ceux qui, pour une affection aiguë douloureuse quelconque, ont eu recours journellement à la morphine, s'y sont habitués et l'ont continuée, alors même que l'affection douloureuse a cessé ; 3° enfin ceux qui se livrent à la morphine sans aucun motif, pour leur seul plaisir, comme d'autres à l'opium, à l'absinthe ou au haschich. A quelque catégorie qu'il appartienne, le morphinomane présente un aspect, un habitus spécial dont Levinstein a fait un tableau saisissant et vrai :

« La peau perd souvent sa turgescence, sa coloration normale, sa tension. En général, le tissu cellulaire sous-cutané disparaît ; dans certains cas, le pannicule graisseux semble être conservé précisément par l'usage de la morphine, surtout chez la femme. La plupart du temps le visage est pâle, gris cendré, il conserve rarement sa coloration normale ; la sécrétion sudorale est augmentée. Les yeux sont plus souvent privés d'éclat, le regard est fuyant, éteint, morne et timide ; une nouvelle injection le rend vif, plein de feu et d'enthousiasme. Les pupilles sont ordinairement rétrécies. Un grand nombre de malades accusent, aussitôt après l'injection morphinée, un goût âcre, éprouvent des gargouillements et des borborygmes ; la muqueuse buccale est la plupart du temps sèche ; ils se plaignent de soif violente, d'inappétence ; plus tard, apparaissent des nausées, des vomissements, de la répugnance pour la viande, ou de la boulimie. En même temps que la boulimie, les malades éprouvent une sensation de brûlure, de cuisson dans le creux épigastrique. »

Par l'introduction constante des solutions de morphine sous la peau, celle-ci s'indure, devient comme lardacée et acquiert une résistance telle qu'il est parfois impossible de la pincer entre les doigts.

Au niveau des régions habituellement piquées, la peau s'épaissit, et montre des boursouflures qui la rendent inégale et absolument typique. Ces régions ont l'aspect d'une sorte de tatouage produit par les points laissés par chaque piqûre. Par ci par là on voit des indurations volumineuses, dures, bosselées, variant de la grosseur d'un pois à celle d'une grosse noix. Ces indurations deviennent souvent des abcès qui suppurent en général très peu de temps, mais qui laissent des cicatrices indélébiles.

Il n'est pas rare de voir le morphinomane casser l'aiguille en se faisant la piqûre, et l'extrémité qui reste sous la peau se comporte alors en corps étranger, de là des abcès. Le docteur Judson a publié l'observation d'une hystérique morphinomane de trente ans, qui s'enfonça en différents endroits, trois cents aiguilles et mourut folle, après avoir eu des accès de manie aiguë.

Les abcès ne sont pas toujours imputables à un manque de précaution antiseptique ; la propreté de l'aiguille, la pureté du liquide, la manière dont est faite l'injection, ne doivent pas seulement être mises en cause, la morphine elle-même y joue un rôle évident. C'est ainsi que, dans les dernières périodes, les morphinomanes peuvent avoir le corps couvert de petits abcès qui se sont développés sur les points vierges de toute piqûre, comme autant de stigmates de leur folle passion. En faisant des injections toujours au même endroit, le malade s'expose ainsi à voir se développer des abcès locaux plus vite que s'il se piquait indifféremment en diverses parties du corps.

En ayant ainsi pour ces piqûres un véritable lieu d'élection, il ne faut pas croire que le morphinomane agit au hasard; quelquefois, c'est par habitude, le lieu de l'injection correspondant au siège de la douleur d'autrefois; mais souvent aussi il obéit à son plaisir. La sensation seule de la piqûre lui procure une véritable jouissance, et l'on cite l'exemple de cette malade qui, guérie, demandait comme une grâce de lui enfoncer seulement l'aiguille. C'était pour ainsi dire la douleur nécessaire à son bonheur perdu. Il ne lui restait alors que la manie de la seringue, la manie du piston.

V

LA GUÉRISON

V

LA GUÉRISON

La morphinomanie est une affection difficile à guérir, et tel morphinomane qui paraîtra et sera réellement guéri, retombera dans sa funeste habitude à la moindre occasion. Une seule injection suffit pour faire retomber un malade guéri depuis plusieurs mois. Comme chez les alcooliques, les récidives sont très fréquentes chez les morphinomanes.

Les médecins qui se sont occupés de morphinomanie diffèrent d'opinion dans la manière d'opérer la guérison ; les uns sont partisans de la suppression brusque des injections, les autres conseillent la suppression graduelle.

Le sevrage brusque peut amener des accidents très graves capables de compromettre la santé et même la vie des malades.

Levinstein recommande de « conduire le malade dans un local où les tentatives de suicide seront rendues aussi difficiles que possible, dont les fenêtres seront disposées de telle façon qu'elles ne pourront pas être ouvertes par le malade. Il faut faire disparaître les clous à crochets pour habits, rideaux, glaces, etc. » C'est dire que ce traitement ne peut se faire que dans une maison de santé, qu'il est nécessaire de couper court à toute espèce de communication du malade avec l'extérieur.

Voyons ce qui se produit alors qu'on supprime la morphine, brusquement : L'abstinence immédiate est suivie d'un véritable delirium tremens à marche aiguë analogue à celui des alcooliques.

« Un essai de suppression brusque, dit le docteur Jacquet, amena chez le malade un délire furieux, des tremblements, de véritables convulsions, au point qu'on fut obligé de l'attacher dans son lit. Quand le malade raconte comment la scène s'est passée, il ne manque pas de dire qu'il se souvient qu'à ce moment il voulait tuer ceux qui étaient présents, médecins, élèves et infirmiers. »

Les malades entrent dans un véritable accès de fureur, brisent tout ce qui se trouve sous leurs mains, menaçant de se jeter par la fenêtre Ils disent qu'ils ont froid dans les os, ils souffrent en effet de frissons prolongés. Vers les deuxième et troisième jours, il se produit une sensation de défaillance intolérable, le malade devient angoissé, sa face se grippe, le pouls est lent, et enfin il survient une perte de connaissance. Un peu plus tard, une diarrhée profuse extrêmement pénible se déclare, la soif arrive, puis quelques rares vomissements et un dégoût invincible pour toute espèce d'aliments.

Le morphinomane ne peut rester en repos, tourmenté par un besoin impérieux de mouvement, il se promène de long en large, mais il n'a pas fait dix fois ce manège qu'il tombe épuisé pour se remettre en marche au bout de quelques instants.

Il semblerait que la cessation du poison devrait amener des phénomènes absolument contraires à ceux qu'avait produits son ingestion, mais la chose se passe autrement. Tantôt on voit le malade pris d'un sommeil irrésistible, tantôt une insomnie rebelle vient entretenir chez lui une surexcitation des plus pénibles. Du côté de l'intelligence, dit le docteur Guimbail, les modifications résultant de la privation sont particulièrement marquées. Ce qui domine surtout, c'est l'effondrement de la volonté.

Ses ressorts sont devenus impuissants, sa résistance est détruite; de là, ces impulsions qui désolent les malades et les familles, impulsion à frapper, à détruire, impulsion à commettre des actes contraires à la morale, à fuir, à voler, à tuer même, ou à se détruire, comme les exemples n'en sont pas rares.

Peu à peu, insensiblement ou d'autres fois brusquement, comme sous le coup d'une décharge soudaine, l'engourdissement cérébral se produit, un épuisement général frappe d'inertie intellectuelle et musculaire le malheureux en proie à des souffrances indicibles.

Le refroidissement est considérable, la température s'abaisse quelquefois au-dessous de 36 degrés, une sueur glacée baigne tout le corps, les traits sont altérés, la figure devient livide, le pouls, extrêmement lent, est petit, misérable, la respiration est rare, profonde, et le morphinomane tombe bientôt dans un état de mort apparente, c'est la période finale, le collapsus presque inévitable dans tous les cas où la suppression du poison d'habitude survient brusquement. Si à ce moment précis où le malheureux intoxiqué se trouve suspendu entre la vie et la mort, le médecin ne sait pas conjurer le danger, la mort survient, soit subitement, soit au bout de quelques heures.

Alors donc que le malade est placé dans une maison de santé, enfermé en cellule, confortablement nourri et étroitement surveillé, aussitôt que la dernière dose de morphine a terminé son effet, éclate le véritable délire maniaque qu'on vient de lire. Le sujet s'en prend aux objets qui l'environnent, aussi les meubles, le lit, la chaise-longue sont-ils fixés au mur ou au parquet. Cet état dure d'ordinaire plusieurs jours, pendant lesquels les crises surviennent en s'éloignant et en diminuant d'intensité. Chez les uns, la guérison suit, d'autres tombent dans les accidents graves, et des soins spéciaux et rapides deviennent alors nécessaires, en face de cet état qui met en danger de mort le morphinomane.

Le docteur Christian a rapporté un exemple caractéristique de guérison par suppression brusque obtenue à l'asile de Charenton.

Il s'agissait d'un jeune homme ayant subi plusieurs traitements. Un jour, il fut pris à la suite d'excès de poison d'hallucinations de la vue et de l'ouïe, il prenait à ce moment deux grammes de morphine par jour. A la suite d'une tentative de suicide par pendaison, il fut placé dans la maison nationale de Charenton. Il y arriva dans un état d'émaciation avancée, porteur d'abcès en pleine suppuration.

Le docteur Christian, après s'être assuré qu'aucun organe n'était malade, lui supprima brusquement la morphine. Il le soumit au repos au lit, lui donna du lait à discrétion, un litre de café noir par jour, un litre de thé au rhum, alimentation à volonté. Le pouls devint petit, s'éleva à 120, les urines devinrent rares; des vomissements, de la diarrhée, une insomnie complète, des fourmillements dans les membres, des contractions, de violentes douleurs épigastriques, complétèrent le tableau classique de l'abstinence. Deux jours après le malade se sentait mieux et commençait à manger. Au bout de six semaines, il quittait l'établissement complètement guéri.

Par la diminution progressive de la dose de morphine, la guérison peut être un peu plus lente, mais tout aussi sûre et moins dangereuse. On diminue peu à peu la dose du poison, et le nombre des injections ; on peut le remplacer au début par l'opium à l'intérieur. Pour suppléer à la stimulation cérébrale produite par l'habitude de la morphine, on administre au malade des toniques et des excitants, tels que le thé, le café et l'alcool à doses modérées.

Les dernières injections à supprimer sont celle du réveil, celle du principal repas et celle de la nuit que l'on conserve la dernière. Quand on est arrivé à faire des injections d'eau distillée, on a conseillé d'ajouter quelque peu de quinine pour simuler l'amertume de la morphine, dans le cas où le malade, méfiant, goûterait la solution. Cependant, même en employant cet artifice, il arrive que le sujet s'aperçoit du piège qu'on lui a tendu. D'ailleurs il ne faut pas croire que le morphinomane peut se contenter d'une injection d'eau claire et qu'il en ressent le même effet. Chez les hystériques une injection d'eau, une pilule de mie de pain, calment une crise, calment même une névralgie. Trousseau affirme qu'il a, dans certains cas de névralgies, produit une très grande amélioration en faisant simplement une petite piqûre avec l'aiguille de la seringue Pravaz, sans faire aucune injection ; c'est l'histoire de la névralgie dentaire qui disparaît quand on sonne à la porte du dentiste ! Mais le morphinomane n'est pas un nerveux et s'aperçoit très bien que la dose est moindre que la veille et nulle, si elle est remplacée par l'eau claire ; chez lui ce n'est pas l'imagination qui est frappée, c'est son organisme, et il attend l'action du poison, dont il connaît les effets. Aussi lorsqu'un morphinomane en traitement arrive à ne plus se faire que des injections d'eau pure, on peut affirmer qu'il est guéri.

VI

EXEMPLES D'ABERRATIONS INTELLECTUELLES

VI

EXEMPLES D'ABERRATIONS INTELLECTUELLES

Une affaire scandaleuse qui se déroula en janvier 1891 en police correctionnelle à Paris est un des exemples les mieux caractérisés de diminution du sens moral chez les morphinomanes.

M. B..., pharmacien, avait pour ami intime un de ses anciens condisciples de collège, M. M..., docteur en médecine.

M..., qui avait contracté une grosse dette de reconnaissance à l'égard du pharmacien, crut qu'il était de son devoir, pour s'acquitter envers lui,... de séduire sa femme dont il fit sa maîtresse !

Le pharmacien mit quatre ans à s'apercevoir qu'il était trompé, le hasard seul lui fit découvrir sa mésaventure.

Un jour, il surprit sa femme, remettant en cachette de l'argent à M..., ainsi qu'une truelle à poisson, en argent.

La femme pressée de questions finit par avouer au mari que non seulement elle le trompait, mais encore qu'elle le volait pour payer les dettes de jeu de leur ami commun.

Le docteur était un joueur enragé et bien entendu perdait beaucoup, il adressait de Vichy des lettres éplorées à sa maîtresse où il se plaignait sans cesse d'avoir été « culotté à fond » et qu'il ne voulait être sauvé que par celle qu'il aimait !

Mme B... mettait au mont-de-piété des bijoux, de l'argenterie, elle empruntait même 2.500 francs à un des fournisseurs de la maison.

Mis au courant de toutes ces turpitudes, le pharmacien, pour couper court à son malheur, plaça sa femme au couvent des dames de Saint-Michel, refuge des filles repenties.

Le docteur ne se tint pas pour battu, il vint aussitôt s'installer dans le voisinage du couvent et essaya de faire tenir des lettres à sa maîtresse, mais sans pouvoir y parvenir.

D'un autre côté, la femme du docteur était au courant, depuis longtemps déjà, de la liaison de son mari avec la femme du pharmacien. La pauvre femme, dans un accès d'amour conjugal, souffrait des infidélités du docteur qui, atteint de morphinomanie, était en proie à des scènes de désespoir terribles. C'était elle qui s'efforçait de consoler le médecin de l'absence de sa maîtresse !

Sur les ordres de son mari, elle pénétra, grâce à un subterfuge, dans le couvent de Saint-Michel.

Un soir elle demanda à parler à la supérieure : « Je suis, dit-elle, la femme d'un fonctionnaire de province, dans un moment de fol entraînement, j'ai trompé mon mari, qui a introduit une demande en divorce contre moi. Durant l'instance du procès, je désirerais me retirer dans votre maison hospitalière, afin d'y pleurer sur mes fautes et d'essayer de me réhabiliter. »

La supérieure fit bon accueil à cette brebis égarée et repentante, on lui fit fête au couvent où elle fût immédiatement installée.

Le lendemain Mme M... parvint à faire passer à la femme du pharmacien un petit paquet contenant différents objets parmi lesquels deux lettres et une bague envoyée par le docteur et portant cette devise : « malgré tout et toujours. »

Voici un extrait de la lettre de la femme du médecin à Mme B..., lettre qui accompagnait la bague :

« Je vous remets ci-joint un mot de Justin (Justin était le prénom du docteur) et une bague. Si vous gardez la bague c'est un signe de fidélité, faites ce que vous demande Justin... Mon pauvre mari se meurt d'amour pour vous. Il est physiquement aussi bien malade. Il ne dort plus ; ses nuits sont hantées de cauchemars terribles, il vous veut... Mais je l'aime aussi et nous devons le guérir et le sauver. Faites ce qu'il dit ; il ne peut vivre loin de vous. Dieu sait pourtant ce que, moi, j'ai fait pour lui !... Mais vous, je vous pardonne de l'aimer, je ne vous pardonnerais pas de le faire mourir... Pauvre petite, pardonnerez-vous jamais à ceux qui vous ont enfermée ? Nous autoriserez-vous plus tard à flétrir votre mari, qui se ballade en voiture, tandis qu'on vous tient enfermée avec des filles. Demandez avec instance à sortir, faites pour obtenir cette permission toutes les promesses qu'on vous demandera... Rentrez avec votre mari, mais gardez avec lui une réserve complète. Refusez de partager le même lit et la même chambre que lui...»

Mais les choses ne se passèrent pas comme on le pensait. La femme du pharmacien, décidément rentrée dans le devoir, remit à la supérieure le paquet que lui avait fait remettre Mme M...

La femme du docteur fut chassée sur l'heure.

Le pharmacien, en apprenant la nouvelle tentative du médecin, fit traduire ce dernier devant la police correctionnelle, sous l'inculpation de recel d'objets détournés par Mme B... et engagés au mont-de-piété par le docteur M...

A peine assigné, le docteur se hâta de dégager les objets que lui avait confiés « pour faire de l'argent » la femme du pharmacien. Il remboursa également les sommes empruntées par sa maîtresse pour lui venir en aide et dès lors déclara qu'on n'avait aucune action sur lui.

Me Aliès, avocat du docteur, fit ressortir dans sa plaidoirie l'extraordinaire amour conjugal de Mme M..., qui allait jusqu'à commettre da véritables actes de folie pour ramener une maîtresse à son mari, puis il dit que ce M. M... est un morphinomane qui a des crises terribles. La nuit il appelle à grands cris celle qu'il aime. Il se roule sur le tapis de sa chambre, en proie à des désespoirs fous. Il supplie sa femme et ses deux enfants qui se jettent à son cou en pleurant de lui rendre Mme B... Sans l'amour de Mme B..., il sent qu'il ne pourra vivre. Et alors l'héroïque épouse, oublieuse des sentiments de jalousie qui sommeillent au cœur de toute femme, écrit à la maîtresse de son mari :

« Je vous pardonne son amour, je ne vous pardonnerais pas sa mort. Allez le voir. »

Dans ses conclusions M. le substitut Jolibois a dit qu'il regrettait que l'article 380 du Code pénal ne fût pas applicable à M. le docteur M... En conséquence, M... fut acquitté.

Ainsi donc, voici un homme qui a des idées les plus élémentaires sur *le tien* et *le mien* et qui non content de séduire la femme de son ami accepte encore de l'argent de celle-ci! Il pousse l'aberration du sens moral jusqu'à lui écrire qu'il ne veut être sauvé que par elle, pour le payement de ses dettes de jeu. Puis encore, il sollicite sa femme de porter ses lettres à sa maîtresse !

La morphine seule peut faire naître de telles énormités.

Un morphinomane dépourvu tout à coup de ressources, ne pouvant plus se procurer sa dose habituelle de poison qui va lui manquer dans quelques heures, et connaissant toutes les souffrances qui l'attendent, concentre toutes ses forces intellectuelles vers ce but unique : se procurer de l'argent pour acheter de la morphine, fût-ce au prix d'un vol.

Voici un extrait du rapport du docteur Motet, relatif à un vol à l'étalage commis par une morphinomane.

« Une jeune femme devait 1.600 fr. à un pharmacien pour fourniture de morphine, celui-ci refusait de continuer le crédit malgré 200 fr. d'acompte, bien plus il écrivait à sa cliente une lettre pressante réclamant le solde de sa facture.

« Il ne me restait plus, dit-elle, que quelques paquets. Le pharmacien me refusait crédit, je ne savais plus comment j'allais me procurer de la morphine.

« Je n'osais pas avouer tout à mon mari, j'avais emprunté déjà à une amie pour donner un acompte.

« Je reçus une deuxième lettre plus pressante encore, me disant que si d'ici trois jours je n'avais pas payé, mon mari serait prévenu.

« A partir de ce moment, je n'ai pas vécu, je n'avais pas la tête à moi, je ne pouvais supporter ni les bruits des pas dans l'escalier, ni le bavardage de mes enfants. J'étais d'autant plus malade que je me voyais obligée de diminuer les doses de morphine... J'avais des troubles dans la vue, les objets grossissaient énormément et dansaient devant moi, j'étais comme étourdie et j'avais de terribles impatiences; j'adore mes enfants, je ne pouvais plus les souffrir près de moi, je les ai frappés. Enfin je n'eus plus qu'une idée, me procurer de l'argent. Je ne m'étais arrêtée à aucun moyen... La fatalité a voulu que, ayant besoin de doublure pour un vêtement, j'entre aux Magasins de la Ville de Saint-Denis, c'est en achetant ce dont j'avais besoin, que l'idée m'est venue d'emporter le paquet sans le payer.

« Je n'avais pas pensé aux conséquences de ce que je faisais. Je ne voyais que la possibilité d'avoir avec cela de l'argent pour acheter de la morphine. Quand je suis rentrée chez moi, j'étais morte de honte...

« Cinq ou six jours après, vivant dans cette inquiétude continuelle de me voir privée de morphine, je n'ai pas réfléchi qu'on pût me reconnaitre, je rapportai une

6

partie des objets que j'avais pris aux Magasins de la Ville de Saint-Denis ; j'ai demandé à ce qu'on m'en remboursât la valeur ; on m'a arrêtée...»

Cette femme fut par la suite internée comme folle. Le pharmacien subit une condamnation pour avoir délivré une quantité aussi considérable de morphine.

Pichon cite le cas d'une dame bien élevée qui vola à une de ses amies un bracelet qu'elle vendit aussitôt pour acheter de la morphine, dont elle était privée depuis le matin.

Une autre malade de Pichon ayant vendu tout ce qu'elle possédait et voyant son flacon de morphine vide depuis le matin se décida à ce qu'elle raconte ainsi : « A l'heure ordinaire de l'après-midi où je me faisais mes autres piqûres, dit-elle, il ne me restait plus un centigramme de morphine... Vers le soir j'eus une diarrhée incoercible et des vomissements qui ne cessaient pas... Je ne pouvais rester en place, je me frappais la poitrine... Je devins comme ivre, ma tête bouillonnait, j'étouffais. Au milieu de ces souffrances intolérables, alors que j'utilisais le peu de raison de mon cerveau détraqué à chercher un moyen de me procurer, *quand même*, de la morphine ; à ce moment en effet j'aurais tué quelqu'un, si un meurtre m'en eût procuré à ce prix... C'est alors qu'une idée folle me traversa la tête. Il était 10 heures du soir. Je descendis comme une folle les escaliers... J'accostai un monsieur sur le trottoir. Je devais ressembler à une femme ivre... Il me regarda quelque temps et m'emmena... Je vous demande pardon, monsieur, vous comprenez... Je souffrais tant et j'étais ivre !...»

VII

OPIOPHAGES
ET FUMEURS D'OPIUM

VII

OPIOPHAGES ET FUMEURS D'OPIUM

Les propriétés du suc de pavot étaient connues d'Hippocrate ; les Romains se servaient de la graine dont ils retiraient une huile alimentaire et la tête servait de médicament et de poison.

Ce sont les Arabes qui, le prenant des Grecs, furent les propagateurs du pavot et de ses propriétés dans toutes les contrées qu'ils visitèrent et ce sont eux qui certainement l'employèrent les premiers comme excitant.

Le docteur Martin, qui a fait de la question de l'opium une étude spéciale, dit, en effet, que les Arabes, « peuples nomades, vivant sous un climat torride, ayant à parcourir de vastes déserts, exposés à souffrir de la faim, s'aperçurent que le suc de la plante constitue un agent tonique et capable de raviver leurs forces ; ils l'utilisèrent donc et peu à peu l'habitude se généralisa. »

De nos jours, dans tous les Etats ottomans, les voyageurs portent avec eux de petits losanges contenant de l'opium et sur lesquels est écrite la légende *Mash Allah*, qui signifie *présent de Dieu*.

Lorsque leur monture est exténuée, ils partagent avec elle le suc reconstituant et reprennent le chemin. Cependant ils savent ne pas aller au-delà d'une certaine dose. L'opiophagie, dans le monde de l'Islam, ne s'est jamais élevée à la hauteur d'un abus, tout au moins peut-on avancer cette proposition pour les temps antérieurs à Mahomet ; s'il eût existé, le prophète n'eût pas manqué d'en faire l'objet d'une proscription. Or la loi coranique est muette sur ce point.

Les Persans ont aussi connu l'opium autrefois, le Père Raphaël qui écrivit sur la Perse en 1660 disait que « le kokenar, pavot blanc, est une drogue permise par la loi ; l'odeur du suc, au moment de l'incision des capsules, suffit pour mettre les gens hors d'eux-mêmes.

« Dans Hispan et la Perse, il y a des académies pour gens, ce sont les Kokenar Krone, petites cahuettes où s'assemblent ces messieurs, on y voit de grands personnages qui rient aux anges, font des contes à la cigogne, discourent et prennent mille postures. Ceux qui sont les plus honnêtes font cela dans leurs propres demeures et en leur particulier, pour la drogue, ils l'envoient chercher à leur heure au Kokenar Krone. Quant à l'extrait pur ou enfion, ils y sont si accoutumés que s'ils s'abstiennent à l'heure habituelle, infailliblement après trois ou quatre heures de souffrance, les voilà morts, et s'ils vont aux champs oubliant la drogue, ils sont en danger de passer le pas avant de revenir chez eux. »

Ce n'est que depuis une époque relativement récente que les Chinois font usage de l'opium, mâché ou fumé, mais ils en connaissaient l'emploi comme médicament depuis fort longtemps. Ils y trouvent une sorte d'ivresse appropriée à leur goût décidé pour les jouissances négatives de la vie contemplative et rêveuse.

D'après Robertson, agent anglais à Canton, on a beaucoup exagéré l'usage et l'abus de l'opium en Chine. Cet usage est restreint dans des limites plus étroites qu'on ne suppose, l'excès dans sa consommation est l'exception et non la règle. Pour les fumeurs consommés, il devient une nécessité de l'existence, les autres le considèrent comme luxe.

VIII

USAGE DE L'OPIUM — LA PIPE

VIII

USAGE DE L'OPIUM — LA PIPE

L'opium brut, tel que nous le recevons en Europe, n'est pas employé directement et sans préparation lorsqu'on veut le réduire en vapeur par l'action du feu et aspirer ses vapeurs narcotiques ; il brûlerait mal, en raison des matières résineuses ou inertes qu'il renferme. Pour le rendre propre à cet usage, on lui fait subir un travail qui consiste : 1° à le faire macérer dans l'eau pour le laver des parties terreuses les plus grossières ; 2° à faire bouillir cette eau ; 3° à la filtrer ; 4° à réduire par ébullition jusqu'à consistance de pâte molle ; 5° à faire cuire les résidus qui proviennent de fourneaux de pipe à opium ; 6° à soumettre ces résidus aux mêmes manipulations que l'extrait de première main.

La pipe à opium se compose d'un tuyau de bambou long de 50 à 60 centimètres, fermé à l'une de ses extrémités, près de laquelle on a fait une brèche, où s'adapte un fourneau de terre cuite. Une aiguille longue et effilée puise dans un vase à opium la quantité nécessaire à faire une pilule de 15 à 20 centigrammes. Le fumeur passe légèrement cette boulette au-dessus de la flamme d'une lampe afin de la sécher et de la faire adhérer aux parois de l'orifice du fourneau. Le fumeur aspire lentement la fumée, l'avale et la rend presque aussitôt. Une pipe ne dure pas plus d'une minute. En une bouffée il a épuisé la pilule, parfois il en fait deux ou trois. Chaque séance comprend quinze à quarante pipes suivant le tempérament. Ensuite le fourneau est retiré du tuyau et gratté soigneusement, le résidu est réservé pour les pauvres.

Comme les riches n'aiment pas à fumer en public, les fumeries sont exclusivement fréquentées par des individus de la dernière classe, aussi leur aspect est-il repoussant.

Le fumoir public chinois est toujours une salle sombre, noire, humide, située au rez-de-chaussée; les volets et les portes sont hermétiquement fermés, il n'y a d'autres lumières que celles des petites lampes qui servent à allumer les pipes. Le long des murs noircis sont accrochés quelques rouleaux de papier sur lesquels on lit les sentences de Confucius. Une vingtaine de lits de camp, recouverts de nattes, attendent les fumeurs, qui s'y couchent la tête appuyée sur un rouleau de paille, leur pipe à la bouche et une tasse de thé à la portée de la main, car un des premiers effets de l'opium c'est de développer une soif ardente.

Lorsqu'on rentre dans un de ces taudis, on est d'abord suffoqué par la fumée âcre et irritante de l'opium. Mais les fumeurs s'inquiètent peu des visiteurs ; ils sont étrangers à tout ce qui se passe autour d'eux. Lorsqu'ils sont *achevés*, leurs yeux sont ternes, leur regard éteint ; mais ceux qui ne sont que *commencés*, sont excités, et très loquaces.

IX

EFFETS DE LA FUMÉE D'OPIUM

IX

EFFETS DE LA FUMÉE D'OPIUM

A dose modérée l'opium stimule les forces physiques et cérébrales en vertu de son action sur les centres nerveux, mais comme il n'apporte aucun élément réparateur, il peut, à la suite d'une excitation trop active et trop souvent répetée, entraîner un affaiblissement de l'organisme, d'autant plus marqué que l'alimentation sera elle-même plus insuffisante à restaurer les forces dégénérées par cette stimulation. En effet l'observation vient démontrer qu'il arrive un moment où l'abus frappe la nutrition, les phénomènes de la dyspepsie se manifestent et la déchéance organique commence et va s'accélérant jusqu'à la consomption.

L'opium n'a aucune action stimulante spéciale, c'est un excitant général du système nerveux, il exalte la sensibilité, l'imagination, et ne surexcite que les passions auxquelles chaque individu est enclin par son penchant naturel. Dans l'ivresse opiacée l'avare se croit riche, l'ambitieux au comble des grandeurs, le libertin au paradis de Mahomet. En un mot l'opium est comme l'alcool, un excitant général sans action spécifique.

Il y a trois degrés d'intoxication : Dans le premier degré, l'organisme lutte contre le narcotique et l'on voit se produire des symptômes de souffrance ou des sécrétions analogues à celles que l'on éprouve au début de l'usage du tabac. Dans le deuxième degré, l'organisme est dompté, l'opium produit alors ces sensations de plaisir factice, cette excitation générale du système nerveux cérébro-spinal que recherchent les habitués. Au troisième degré, c'est le narcotisme chronique qui aboutit à la mort.

Le regard du fumeur d'opium a une expression particulière d'idiotie, quelque chose de vague et de gai à la fois tout à fait indéfinissable. On reconnaît le fumeur à la pâleur maladive de son visage, à ses yeux caves entourés d'un cercle bleuâtre. Le fumeur est silencieux, sa parole traduit un certain effort. Tout son corps est maigre et grêle, sans vigueur, sans mobilité, ses mouvements sont incertains, il marche en chancelant et la tête baissée, il marche à la mort !

Après cinq ou six pipes, le fumeur habitué éprouve un sentiment de chaleur et d'excitation nerveuse, ses pupilles se contractent par suite de la congestion cérébrale, le pouls devient plus vif. Survient ensuite une transpiration abondante accompagnée de soif ; il se couche alors pour rêver ou bien il donne pleine carrière à ses passions individuelles. Quelques-uns n'éprouvent qu'une sorte de bien-être général qui les tient éveillés et leur permet de s'occuper avec lucidité de leurs affaires. Après trois ou quatre heures de cet état, on succombe au sommeil. Au réveil, l'individu est las, ses membres sont brisés comme au réveil d'une ivresse alcoolique.

Le docteur Martin fait une observation judicieuse sur ces effets de l'opium :

« Il est indispensable, dit-il, dans l'appréciation des phénomènes complexes auxquels donne lieu le mode fumigatoire, de ne pas négliger les conditions intrinsèques et sociales de la grande majorité des fumeurs. Sous ce rapport, nous les rangeons en trois catégories ; les riches, jouissant d'une bonne hygiène, se nourrissant bien et capables de réparer les désordres gastriques qui marquent parfois le début de la pratique, peuvent n'être en aucune façon affectés, s'ils savent suspendre leur passion au moment où leur résistance faiblit, c'est la minorité. Vient ensuite la catégorie intermédiaire qui comprend la pluralité des fumeurs, ce sont les modérés. En dernier lieu se placent les gens qui appartiennent aux derniers étages de la société. Dénués de ressources ils s'accommodent des résidus d'opium de qualité détestable. Leur estomac déjà débilité par une alimentation insuffisante arrive à ne plus éprouver la sensation de la faim et on conçoit que l'action nocive de la drogue finit par acquérir une puissance cumulative qui ouvre la scène des désordres auxquels ils ne tarderont pas à succomber.

« Ceux qui ont visité les opiagies ont été frappés par le spectacle attristant de ces êtres décharnés et plongés dans la stupeur ; sont-ce des rêves charmants et voluptueux qu'ils font dans cet état ?

« En Europe la pratique du fumage de l'opium est très rare, on rencontre plutôt des mangeurs d'opium qui y cherchent une excitation physique et psychique comme dans la morphine. »

Quand l'habitué dépasse sa dose ordinaire d'opium, on voit souvent éclater les phénomènes d'un narcotisme aigu qui dure quelques jours, d'autres fois il dégénère en délire furieux ; c'est pour cette raison qu'à Java on place à la porte des fumeries des hommes armés, chargés de tuer comme un chien tout fumeur qui tenterait de sortir de ces repaires pour se livrer à des actes de violence.

L'abus entraîne la désorganisation générale, le corps devient émacié, l'intelligence s'abrutit, l'esprit vieillit jusqu'à la décrépitude. La peau est insensible, la marche devient lente, les membres sont atteints de tremblement continuels ; puis enfin viennent d'atroces hallucinations que rien ne peut chasser. Le tout se termine par la paralysie générale.

X

LES ANIMAUX ET L'OPIUM

X

LES ANIMAUX ET L'OPIUM

Tous ceux qui visitent les fumeries d'opium de l'Extrême-Orient sont frappés de voir la multitude de chats qui s'y rendent de tous les points avoisinants et s'y complaisent, pour ne sortir que quand vient l'heure de la fermeture de ces établissements.

Le docteur Martin raconte que M. L..., propriétaire à Dat-ho, près Saïgon, possédait un gros chat qui, chaque fois, venait près de son maître au moment où il fumait son opium, bientôt il ronronnait avec béatitude ; après la huitième ou dixième pipe, le sommeil le gagnait, et pendant quelque temps il dormait ; une fois réveillé, il manifestait de l'agitation et recherchait avec insistance les caresses de son maître, puis il jouait avec les ustensiles de la fumerie ; et si le lendemain on l'oubliait en le laissant dehors à l'heure de la séance, il se répandait en miaulements jusqu'à ce qu'on lui eût ouvert la porte ; une fois admis, il allait s'installer à sa place habituelle et s'apprêtait à savourer la délicieuse fumée.

M. M... a deux singes, qui chaque soir sont amenés dans la fumerie ; un jour l'un d'eux, aveugle, trouve la boîte où l'on mettait le résidu des pipes, il y goûte, le trouve à son goût et le croque à belles dents, il finit par en devenir si friand, qu'aussitôt entré, il va droit à la précieuse boîte que son odorat sait lui faire trouver quand par hasard elle est déplacée ; alors il manifeste sa joie par une gymnastique animée et qui prouve en quelle haute estime il tient ce résidu.

Son compagnon a des goûts plus raffinés, au vulgaire résidu, il préfère la fumée que rend la pipe.

Ces deux frères sont arrivés à un tel degré de passion pour l'opium, que si le domestique les oublie à l'heure des pipes, ils poussent des cris et cherchent à briser leurs chaînes ; une fois délivrés, ils vont tout droit se placer sur le lit de camp, et attendent avec calme que le maître arme sa pipe.

Un riche négociant de Java possédait un gros macaque devenu opiomane à ce point qu'il était difficile de le maintenir quand on le privait d'assister à une séance de fumage.

Un notable marchand de Canton a un gros chien à longs poils de race européenne, qui s'est habitué à se tenir à côté de lui à l'heure de l'opium ; il lui souffle parfois de la fumée au museau et, loin de s'en trouver incommodé, l'animal en éprouve une vive satisfaction.

Le docteur Thorel (mission du Mékong) dit que les porcs nourris avec les feuilles et les capsules du pavot, s'y accoutument et maigrissent quand on vient à leur supprimer cette alimentation.

Les Cambodgiens affirment qu'au moyen de la fumée d'opium, on peut parvenir à domestiquer les animaux les plus rebelles.

TABLE ANALYTIQUE

N° **3**

L'ONANISME CHEZ L'HOMME

Historique. — Les causes — L'onanisme solitaire. — L'onanisme en commun. — Manualisation. — Onanisme buccal. — Caractère des masturbateurs. — Influence de l'onanisme sur les facultés intellectuelles. — Ses effets sur le système nerveux. — Maladies engendrées par l'onanisme. — Amaigrissement, névralgies, palpitations, apoplexie, paralysie, satyriasis, pertes séminales, impuissance, stérilité, perte de la vue et de l'ouïe. Abrutissement général.

N° **4**

La Masturbation chez la Femme

Le saphisme. — Le clitorisme. — La masturbation par des corps étrangers, par frottements. — Les ménages de tribades. — Leur jalousie. — Le dégoût de l'homme, la prostitution chez les tribades. — Lettres de thribades. — Les maisons clandestines d'amour lesbien. — Les tribades intermittentes. — Les désordres de la masturbation. — Fureur utérine. — Leucorrhée. — Métrite, stérilité, affections nerveuses, troubles de l'intelligence. — Déformation des organes féminins. — Sodomie chez la femme. — Le saphisme bestial.

N° 5

LA PÉDÉRASTIE

La prostitution pédéraste, le chantage, exemples. Les mœurs des pédérastes, caractères extérieurs. — Pédérastes actifs et passifs. — Observations médico-légales. — Les signes de la pédérastie. — Déformations de l'anus et de la verge. — Les uranistes dans la société. — Leur caractère morbide. — Perversion et perversité. — Le dégoût de la femme. — Les invertis-nés et les invertis occasionnels. — Les causes.

N° 6

L'AMOUR ET L'ACCOUPLEMENT

Les organes génitaux de l'homme et de la femme, leur description et leurs fonctions. — Le sperme. — Les ovaires et l'ovulation. — La puberté et la nubilité. — Le mécanisme du coït. — La volupté. — L'appétit vénérien. — Modes divers d'accouplement. — La recherche de la volupté. — L'orgasme vénérien. L'éjaculation.

Collection à 1 franc le volume

N° 7

LA PROCRÉATION

Le mécanisme de la fécondation, rencontre du sperme et de l'ovule, leur fusion, le germe, historique de la question. — Théories anciennes. — Moment propice à la fécondation. — La grossesse, signes certains ou incertains. — Début, progression. — Indication des sexes. — L'accouchement, les douleurs. — Description et terminaison. — L'accouchement chez tous les peuples, postures et pratiques. — Les jumeaux. — Comment se forment les monstres. — Les envies, ce qu'elles sont. — Nains et géants. — Cas d'enfants extraordinaires.

N° 8

LA MENSTRUATION

La matrice et les ovaires, apparition des règles, causes des règles, l'ovule et l'ovulation, chute de l'ovule, congestion des organes, durée des règles, complications. — L'âge critique, son début, son caractère. — Accidents et maladies. — Influence de l'âge critique sur l'économie générale.

Collection à 1 franc le volume

N° 9

Impuissance et Stérilité

L'impuissance chez l'homme, par défauts de désirs, par dégoût, par défaut d'érection complète, par défaut de conformation. — Stérilité par défaut d'éjaculation, par absence de spermatozoïdes. — Impuissance chez la femme par vaginisme, par vice de conformation. — Stérilité occasionnelle et momentanée, absence de règles par maladies.

N° 10

L'HERMAPHRODISME

Définition et variétés. — Historique. — Les neuf sortes d'hermaphrodisme. — Malformation masculine et féminiue. — Exemples. — Formation des hermaphrodites. — Les hermaphrodites devant la loi. — Mariage. — Erreur de personne. — L'état-civil des hermaphrodites. — Erreur de déclaration. — Les cas célèbres. — L'appétit sexuel chez les hermaphrodites. — L'infantilisme. — Arrêt de développement. — Le féminisme. — L'homme-femme. -- La femme-homme. — Les Gynécomastes ou mamelle avec sécrétion lactée. — Types de Gynécomastes. — Arrêt du développement des testicules. — Exemples.

Collection à 1 franc le volume

Nº 11

LA PERVERSION SEXUELLE

Définition de la perversion. — Les variétés. — Le fétichisme. — Les fétichistes et leur caractère, la passion du mouchoir, des bottines, des cheveux, des vêtements féminins, des bonnets de nuit, des tabliers, des morceaux de draps, etc. — Le masochisme. — L'amour des coups et de la domination féminine. — Les passionnés des excrétions féminines, de la sueur, des mucosités nasales. — Les buveurs d'urine, les stercoraires, les lécheurs de pieds. — Le sadisme. — Les sanguinaires et les tortionnaires. — Les éventreurs de femme. — Exemples célèbres. — Les nécrophiles et les vampires. — Déterreurs de cadavres, le viol des mortes. — Bestialité. Exemples de ce vice.

Nº 12

LA VIRGINITÉ

L'hymen, situation, formes et anomalies. — Signes de la virginité. — L'hymen n'est pas une certitude. — L'hymen élastique. — Sa persistance après le coït et après l'accouchement. — La défloration chez les peuples d'Orient. — L'infibulation. — La défloration criminelle. — Attentats, viol dans l'hypnotisme et dans le somnambulisme, le chloroforme. — Simulations de viol et coups montés. — Médecine légale. — La continence et la chasteté. — Effets contraires produits par la continence. — Exemples d'abus de chasteté. — Le célibat, maladies produites par le célibat forcé, son immoralité, sa contradiction avec les lois naturelles.

N° **13**

L'HYSTÉRIE

Son histoire. — Les hommes hystériques. — Caractère de l'hystérie, sa fréquence et ses causes. — Ses degrés. — Ses accès, débuts et durée. — Observations. — La folie hystérique, définition et caractère. — La Salpêtrière. — Cas célèbres.

N° **14**

L'Hypnotisme

Son histoire. — Les magnétiseurs. — Le somnambulisme. — Les hystériques et l'hypnotisme. — Sujets hypnotisables. — Procédés employés pour produire la léthargie, la catalepsie et la contracture. — Curieux exemples de ces divers états. — La suggestion, l'hypnotisé assassin, son réveil. — Oubli complet de l'acte. — Obéissance passive. — L'hallucination. — Curieuses observations.

NOUVELLE LIBRAIRIE MEDICALE

39, rue de Trévise, à Paris

Collection à 1 franc le volume

N° 15

LA FOLIE ÉROTIQUE

L'Erotomanie. — Définition. — Fièvre érotique. — Manie. — Extase amoureuse et ravissement. — L'érotomanie chez les anciens. — Ses causes. — Le satyriasis. — Excitations morbides. — Effets des cantharides. — La nymphomanie. — Causes. — Ses degrés. — Manie furieuse. — Insensibilité. — Scènes obscènes. — Amour charnel d'une mère pour son fils. — Manie mystique. — Exemples remarquables. — Priapisme. — Erections incoercibles, causes et effets. — Folie érotique périodique. — Exemple d'exaltation sexuelle. — Démence sénile. — Excès vénériens. — Chronicité des maladies nées des abus. — Pertes séminales. — Troubles singuliers à la suite de coït. — Ivresse, érotique. — Influence sur les sentiments.

N° 16

LA PROSTITUTION

Précis historique. — Les 22 classes de courtisanes de la Grèce, la débauche romaine. — La prostitution au moyen âge. — Les maquerelles. — Les filles au Châtelet. — Exactions de la police. — La prostitution moderne. — Les instructions de la police. — Cartes des filles. — Leurs obligations et leurs défenses. — La prostitution clandestine. — Types et procédés de ces filles. — La retape. — Les maisons de passe et de rendez-vous. — Le rôle de l'homme. — Le recrutement des filles de joie. — Le proxénétisme. — Courtage. — Les causes de prostitution. — Caractères des filles de joie. — Obstacles à leur libération. — Sentiments religieux et charité. — La maternité. — Etrange pudeur. — Les souffrances.

N° 19

LES MORPHINOMANES

Les Fumeurs d'Opium

La morphine. — Ses effets. — Causes de la morphinomanie. — Habitude acquise. — Souffrances. — Délices et voluptés. — Exaltation et dépression vitales. — Désordres du système nerveux. — Les hystériques et la morphinomanie. — Désordres intellectuels. — L'appareil sexuel. — L'opium en Orient. — Mangeurs et fumeurs d'opium. — Mangeurs d'opium en France. — L'opium des fumeurs. — Sa préparation. — La pipe et la manière de s'en servir. — Effets de l'opium sur l'homme et les animaux. — Sommeil, rêves. — Ravages de l'opium.

N° 20

Le Mariage et son Hygiène

Du mariage au point de vue sexuel. — Puberté et nubilité. — Danger de la précocité. — L'âge de la fécondité. — Mariages consanguins et le résultat de la conception. — L'amour physique dans le mariage. — Première nuit de noce. — Le vaginisme. — Les fins du mariage. — Les fraudes conjugales. — Variétés. — Leurs dangers. — Exemples. — L'hygiène des sexes. — Le coït dans la grossesse. — Possibilité d'avortement. — Le coït dans l'âge critique. — Hygiène de l'âge critique.

aux pays d'Orient ; Les débauches du moyen âge ; Républiques italiennes ; Les papes ; En France ; Effet moral de l'apparition de la vérole ; Résultat néfaste de la débauche sur les grands.

V. LA VOLUPTÉ DANS SES RÉSULTATS SUR LA SANTÉ ET LA VIE HUMAINE. — La lâcheté et la férocité engendrée par la volupté ; Effets des abus voluptueux sur la fécondité ; Le sperme stimulant de l'économie générale ; La femme plus voluptueuse que l'homme.

VI. CHASTETÉ ET CONTINENCE. — Impuissance temporaire ; La chasteté absolue ; Le célibat contraire à la femme ; L'abus des fonctions génitales et l'intelligence ; L'érection rebelle à la volonté.

VII. RAPPORTS DES SENS AVEC LES ORGANES GÉNITAUX. — Le toucher, influence des caresses ; L'odorat, effets voluptueux des parfums et de certaines excrétions ; Le goût ; Les baisers ; Aberrations singulières de ce sens.

IX. LA VOLUPTÉ ET LA PUDEUR. — La pudeur sert de frein à la violence ; Fragilité de la pudeur ; La pudeur excite la volupté et la prépare ; Dispositions nécessaires à la conservation de l'espèce.

XII. LA FÉCONDATION ET LA VOLUPTÉ. — Les cinq groupes des actes de la génération ; La volupté n'est pas nécessaire chez la femme.

XIII. AFFECTIONS MORALES : PEINES D'AMOUR. — La jalousie chez l'homme et chez la femme ; Jalousie intéressée ; Nymphomanie et érotomanie consécutives à la jalousie ; Exemple d'érotomanie ; Erotomanie mystique ; La monomanie du suicide ; Observation médicale.

XIV. AMOUR ET VOLUPTÉ DANS LES TEMPÉRAMENTS ; INFLUENCES. — L'homme sanguin ; Le bilieux ; Le mélancolique ; Le lymphatique ; La femme lymphatique sanguine ; La blonde et la brune ; Variétés dans les types ; Influence de l'alimentation ; Influences climatériques ; Les citadins et les paysans.

XV. AMOUR IDÉAL, AMOUR MATÉRIEL. — L'amour dans les passions ; L'amour dans la vie sociale et l'amour purement physique.

Franco contre mandat-poste de **4 francs**

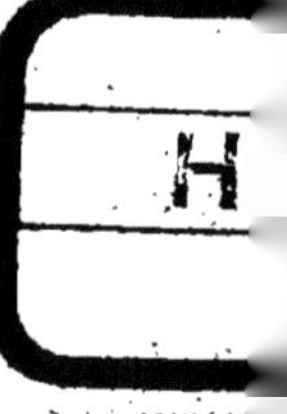

www.ingramcontent.com/pod-product-compliance
Ingram Content Group UK Ltd.
Pitfield, Milton Keynes, MK11 3LW, UK
UKHW020154200726
13856UKWH00003B/988